Wechseljahre? Ganz einfach!
Ein etwas anderer Erfahrungsbericht

Heike Prüser

Wechseljahre? Ganz einfach!

Ein etwas anderer Erfahrungsbericht

Heike Prüser

Heikeprueser@web.de

WAGNER VERLAG
www.wagner-verlag.de

Ein Buch aus dem WAGNER VERLAG

Lektorat: barbara.henneke@mnet-online.de
Umschlaggestaltung: info@boehm-design.de

1. Auflage

ISBN: 978-3-86683-759-1

Bibliografische Information der Deutschen Nationalbibliothek
Die Deutsche Nationalbibliothek verzeichnet diese Publikation in der Deutschen Nationalbibliografie; detaillierte bibliografische Daten sind im Internet über http://dnb.d-nb.de abrufbar.

Druck: dbusiness.de gmbh · 10409 Berlin

Widmung

Ich widme dieses Büchlein meinem Mann Uwe, der immer bei mir war in der schweren Zeit. Er hat mir den Glauben und die Kraft gegeben, die mir selber abhanden gekommen waren. Er hat mich gestützt und mir seine Schulter geboten, wann immer ich sie brauchte.
Er war es auch, der den Ausschlag für diese Zeilen gegeben hat. Ohne ihn würde es dieses Büchlein nicht geben.

Danke.

Ich liebe dich.

INHALTSVERZEICHNIS

Vorwort

Mein Name ist Heike Prüser, geboren im Mai 1959. Ich bin glücklich verheiratet und habe zwei erwachsene Töchter sowie zwei zauberhafte Enkelkinder. Wir wohnen in einem idyllischen Dorf in Niedersachsen in unserem eigenen kleinen Häuschen.

Im Frühjahr 2003 (ich war damals 44 Jahre jung) kam ich nach einem negativen Ereignis in der Familie mit Karacho in die Wechseljahre. Das machte sich dadurch bemerkbar, indem ich heftige und ärztlich nicht erklärbare Schmerzen im Brustwirbelbereich bekam.

Wer denkt bei solchen Schmerzen schon an die Wechseljahre? Ich ganz sicher nicht! Doch damit war ich nicht allein, denn die Ärzte dachten auch nicht daran! Es begann eine Odyssee von Arztbesuchen mit dem Ergebnis, dass alle Ärzte meine Beschwerden auf die Psyche schoben. Das war wahrscheinlich das Einfachste. Ich bekam wieder und wieder von den verschiedensten Medizinern zu hören, nachdem ich sie auf die Wechseljahre ansprach, dass ich viel zu jung dafür wäre. Es wurde sofort von allen ärztlichen Seiten mit Antidepressiva gewunken, die ich auch einmal probierte. Doch nach dem „Erlebnis" der Wirkung eines Antidepressivums habe ich es schon nach fünf Tagen wieder abgesetzt und danach auch nie wieder angefasst.

Meine Psyche spielte dann natürlich irgendwann, nachdem diese Schmerzen nicht in den Griff zu bekommen waren, tatsächlich verrückt. Ich fiel in ein tiefes schwarzes Loch. Ich bekam Depressionen, Angst- und Panikattacken! Darauf werde ich an anderer Stelle noch näher eingehen.

Als nach fast eineinhalb Jahren mein Frauenarzt endlich bereit war, eine Hormonanalyse durchzuführen, und diese zum Ergebnis hatte, dass ich einen Hormonspiegel hatte, der dem einer 70-jährigen Frau glich, ging es mir endlich besser. Ich hatte eine Diagnose – etwas zum „Anfassen", etwas, woran ich meine Beschwerden festmachen konnte. Meine Psyche beruhigte sich und ich konnte langsam, ganz langsam wieder aus meinem schwarzen Loch herauskrabbeln. Mir ging es psychisch zunehmend besser.

Doch die „Zipperlein", die die Wundertüte der Wechseljahre für mich bereithielt, sind bis heute nicht erschöpft. Aber ich kann damit umgehen, da ich weiß, welchen Hintergrund diese Geschichten haben. Es gibt jedoch immer wieder Tage, an denen ich missgestimmt bin, habe jedoch gelernt, dass es mir durch intensive Beschäftigung besser geht. Man denkt über etwas anderes als über Krankheiten nach.

Leidtragende in dieser Zeit war ja nicht nur ich allein, nein, meine arme Familie hatte auch sehr unter mir zu leiden, weil niemand meine „Verwandlung" verstand – am wenigsten ich selber.

An dieser Stelle möchte ich meinem Mann Uwe einen ganz, ganz großen Dank aussprechen, da er immer an meiner Seite war und ist, dass er immer der Einzige war, der an mich geglaubt hat, der immer gesagt hat: „Du schaffst das!" Das hat mir unendlich viel Kraft und Sicherheit gegeben. Aber auch meine Kinder standen mehr oder weniger immer zu mir. Sie waren sicher mit dieser

Situation überfordert, haben aber immer versucht, mich zu verstehen.

Dank sagen möchte ich auch den Damen in „meinem" Forum, das ich irgendwann einmal eingerichtet habe und auch einen regen Zulauf verzeichnen konnte. Irgendwie muss „frau" sich ja austauschen dürfen. Niemand der nicht Betroffenen kann sich ein Bild davon machen, welchen Bedarf eine Frau in den Wechseljahren hat, sich mit ebenfalls Betroffenen auszutauschen. Ich sage hier ganz lieben Dank dafür, dass ihr immer für mich da ward und noch immer seid.

Ein weiterer großer Dank geht an die Zeitschrift „Welt der Frau", die es mir ermöglicht hat, einen Text, den ich – mit einem Augenzwinkern zwar, aber ansonsten sehr lebensnah – verfasst habe, in verkürzter Forum zu veröffentlichen.

Wenn ich heute so über die vergangenen sechs Jahre nachdenke, muss ich sagen, es waren nicht nur schlechte Jahre, ganz im Gegenteil, ich habe sehr viel an Erfahrung gewonnen und mich selber neu kennengelernt. Und was mir sehr wichtig geworden ist, ist meine neue Gelassenheit, die mir diese Jahre beschert haben. Ich kann viele Dinge viel ruhiger sehen und händeln. Ich habe gelernt, NEIN zu sagen, wenn mir etwas einmal nicht behagt, was früher nicht möglich war, denn „Mutter" möchte es ja immer allen recht machen. Das geht nun nicht mehr.

Es war ein langer Prozess, um an diesen Punkt zu gelangen, aber ich bin dankbar für diese neuen Erkenntnisse.

Bestimmt habe ich hier nicht alles erwähnt, was wichtig ist und war, doch dafür ist die Bandbreite der Wechseljahre auch viel zu groß.

Heike Prüser

Meine Mutter – meine Orientierungshilfe

Es heißt ja immer, dass man sich an seiner Mutter orientieren sollte, was den Verlauf der eigenen Wechseljahre angeht. Tja, leider ist es so, dass ich damals, als meine Mutter so alt war wie ich heute, mit anderen „wichtigen" Dingen beschäftigt war. Jung verheiratet musste ich mich mit meinem kleinen Haushalt, meinem Ehemann, der Kindererziehung und meinem Teilzeitjob abgeben. Es war ein riesiger Berg für mich, diese Dinge alle so unter einen Hut zu bekommen, sodass alle Beteiligten zufrieden waren. So waren deswegen zu dieser Zeit meine Augen für die Wechseljahre meiner Mutter blind.

Na ja, ist ja kein Thema – ich frage sie einfach heute, wie es damals bei ihr war. Kein leichtes Unterfangen, denn meine Mutter gehört zu der Generation Frau, die über ihren eigenen Körper vom Hals abwärts bis zu den Oberschenkeln nicht spricht. Meine Mutter würde mir noch nicht mal ihre BH-Größe oder die Marke ihrer Slipeinlagen verraten geschweige denn über ihre Wechseljahre mit all ihren Nebenwirkungen sprechen! „Für so einen Quatsch hatte ich damals keine Zeit! Ich hatte Haus, Hof, Schwiegereltern, Mann, Kinder, Enkelkinder und meine Arbeit. Mir hatte es einfach gut zu gehen! Da wurde nicht lange darüber nachgedacht. Ihr jungen Frauen von heute habt viel zu viel Zeit, über euch selber nachzudenken, und dann noch das olle Internet. Da muss man ja krank werden. Ich hatte mein Pflaster, das habe ich geklebt und gut war's!"

AHA! Meine Mutter war also wegen irgendwelcher diffusen Beschwerden beim Frauenarzt! Und der wird ihr ja wohl kaum ein Hormonpflaster verschrieben haben, weil sie gerade mal „Bauchnabelsausen am linken großen Zeh“ hatte, oder? Darauf angesprochen bekam ich schon keine Antwort mehr. Ich wundere mich, dass ich überhaupt die Lieblingsspeise meiner Mutter kenne.

Anders mein Vater. Der ist redseliger und etwas weltoffener. Alle Informationen über die Wechselzeit meiner Mutter bekam ich von meinem Vater. Doch wenn er erzählt, dann lächelt meine Mutter immer nur kopfschüttelnd oder gestikuliert wild mit wegwerfenden Handbewegungen umher. Wenn es ihr dann zu viel wird, geht sie einfach mit den Worten „Was du so alles weißt!“ weg.

Hmh! Meine Mutter ist mir nun leider nicht so die wirkliche Orientierungshilfe. Da werde ich mich dann wohl anders orientieren müssen.

Freundinnen und Bekannte

Freundinnen und Bekannte in meinem Alter habe ich genug. Die werden sicher etwas wissen. Also frisch drauflosgefragt. Ich bekomme von allen immer nur ein erstauntes Gesicht oder so Sätze wie „Nö, kann ich nicht mitreden, betrifft mich noch nicht, solche Beschwerden kenne ich nicht ... etc.!" zu hören.

Nanu! Bin ich die Einzige, die von den Wechseljahren gebeutelt wird? Kann nicht sein, denn ich wundere mich schon seit Längerem über einige Damen in meinem Bekanntenkreis. Es wird sich immer mehr zurückgezogen, an nichts wird mehr wirklich teilgenommen. Verwunderlicherweise gehen diese Damen, die früher nicht mal einen Frauenarzt kannten, heute jeden zweiten Monat zu ihm. Haben diese Damen so viel Langeweile, dass sie einen Gynäkologen belagern müssen?

Auf meine Frage nach einem Weiberabend bekomme ich solche Antworten: „Ich habe heute sooooo Kopfschmerzen ... mein Mann hat für heute etwas anderes geplant ... meine Kinder sind gerade da ... ich bin soooo kaputt!" Wenn das ein Mal vorkommt, mache ich mir ja keine Gedanken, aber häufiger? Oder wenn nur ich die Absagen bekommen würde, könnte man es auf die eigene Person beziehen. Doch auch andere haben solche Abfuhren bekommen. Komisch! Ist denn das Thema Wechseljahre wirklich so ein „Tabuthema", sodass sich die emanzipierten Frauen von heute immer noch nicht trauen, darüber zu sprechen? Oder gibt man eine Schwäche zu, wenn man hormonell gerade mal nicht so auf der Höhe ist? Für mich ist das unverständlich.

Na gut, dann sind es eben auch nicht die Freunde und Bekannten, die mir als Orientierungshilfe dienen können. So muss ich andere Wege finden.

Wechseljahre? – Ganz einfach!

Immer wenn man sich irgendwo (TV, Internet, Presse) über die Wechseljahre informieren will, dann erzählt einem eine extrem gut aussehende, hypergestylte und perfekt geschminkte maximal 40-jährige Frau, wie leicht und einfach es doch ist, ohne oder nur mit minderen Beschwerden durch die Wechseljahre zu gehen. Man muss sich einfach nur so annehmen, wie man ist, und sich damit abfinden, dass man nun in einen neuen, sehr schönen Lebensabschnitt übertritt. Viele Beschwerden lassen sich auch damit verringern oder sie verschwinden sogar ganz, wenn man sie einfach ignoriert!!

Das ist ja klasse! So einfach geht das!!

Also werde ich künftig meine 10 bis 12 Kilogramm unfreiwillig zugelegten Rettungsringe, die sich sehr chic um meine Taille gelegt haben, mal annehmen. Es kostet ja auch nur wenig Geld, sich ständig neu einzukleiden. Trifft ja keinen Armen! (Ich schwimme leider nicht im Geld.) Ich werde ignorieren, dass ich morgens, wenn ich aufstehe, die ersten Schritte nur mit Festhalten am Bett UND an der Wand gehen kann, weil mir meine Füße bis zu den Knien wehtun. Und dann habe ich noch Glück gehabt, denn normalerweise zieht der Schmerz bis zu den Hüften hoch! Mit 50 Jahren ist es auch völlig richtig und normal, wenn ich mich morgens absolut schwach fühle! Meine 77-jährige Mutter ist fitter als ich!

Meine persönlichen Veränderungen

Die morgendliche Zeremonie vor dem Badezimmerspiegel ist momentan sehr spannend. Jeden Morgen denke ich, dass es doch gar nicht so viel „Spachtel“ geben kann, um meine tiefen Tränensäcke auszugleichen. Früher gab es ganz schnell eine Feuchtigkeitscreme – ein wenig Make-up – fertig! Heute halte ich mich stundenlang in irgendwelchen Drogerien auf und lasse mich beraten, weil ich heute trockene, morgen fettige und übermorgen Mischhaut habe.

Außerdem huschen mir solche Gedanken durch den Kopf wie: Warum veranstalte ich jeden Morgen diese Prozedur? Die nächste Hitzewallung kommt bestimmt und dann ist meine ganze Arbeit in den Blusenkragen weggeschmolzen und ich sehe aus wie ein Alice-Cooper-Verschnitt! Doch von solchen Nichtigkeiten werde ich mir bestimmt nicht meinen Tagesablauf versauen lassen! Sollte mir dann nach einer halben Stunde das Kunststück gelungen sein, mein Gesicht tageslichttauglich herzurichten, steht schon das nächste Problem an: meine Haare! Ich gebe gut gelaunt Unmengen an Geldern für Produkte gegen trockene und fettige Haare aus. Der Einzige, der sich darüber freut und dem es hilft, ist mein Drogist. Meine Haare sind momentan sehr störrisch und führen ein Eigenleben. Immer wenn ich mich zu einer Verabredung fertig machen will oder allmorgendlich zur Arbeit, sind meine Haare der Meinung, sie müssten schlapp am Kopf herunterhängen und lassen sich nicht mal zu einer wenigstens annehmlichen Frisur dressieren. Gehe ich aber, wie jeden Abend, duschen und habe eigentlich nur vor, danach auf dem Sofa herumzulümmeln, dann wollen sie mich durch ihren perfekten Sitz zum Ausgehen animieren. Ich setze mich dann lächelnd auf mein Sofa und denke gar nicht weiter drüber nach, denn es ist ja nur der Übergang in einen neuen Lebensabschnitt.

Gänzlich aufgegeben habe ich die Suche nach meiner straffen Haut an den Oberschenkeln und meinem knackigen Hintern. Die hat mich wohl ein für alle Mal verlassen. Ina Müller trifft da in einem ihrer Lieder „Lieber Orangenhaut als gar kein Profil ..." den Nagel auf den Kopf!

Ich werde mich damit abfinden, dass immer dann, wenn ich es am wenigsten gebrauchen kann, die innere Unruhe in mir hochsteigt, das Herz zu klopfen anfängt, mir absolut schwindelig wird und dadurch natürlich auch teilweise übel. Lustig werde ich künftig auch die Panikattacken zum Beispiel beim Friseur finden, denn, wer fällt schon tot vom Friseurstuhl? Auto fahren ist doch mit Schwindelattacken auch viel prickelnder!

Das Engegefühl im Brustkorb wird mich nicht länger beunruhigen, die Gedanken an Herzinfarkt oder Schlaganfall (die ich mindestens schon gefühlte zwanzig Mal in den vergangenen sechs Jahren hatte) werden von mir künftig lächelnd und kopfschüttelnd beiseitegeschoben. Ist doch absolut nebensächlich, wenn man durch einen Supermarkt geht und plötzlich von der „Schnappatmung" überrascht wird. Wieso mache ich mir Gedanken darüber, dass jedes kleine „Zipperlein" bei mir immer gleich den schlimmsten GAU (größter anzunehmender Unfall) bedeutet? Seitdem ich in den Wechseljahren bin, hatte ich keine normale Grippe mehr, NEIN, ich habe immer eine „Völkervernichtungsgrippe", die mich bestimmt dahinraffen wird! Eine Magenverstimmung ist schon lange keine Magenverstimmung mehr, NEIN, ich habe Magenkrebs! Kopfschmerzen sind keine Kopfschmerzen, ich habe natürlich einen Tumor im Kopf! So Krankheiten wie Gebärmutterkrebs, Brust- oder Schilddrüsenkrebs sind bei mir an der Tagesordnung. Ich bin wahrscheinlich der einzige Mensch, der am „Wanderkrebs" leidet. Diese Liste kann ich endlos weiterführen. Diese hypochondrischen Verhaltensweisen sind neu und kannte ich bisher nicht. Ab jetzt werde ich dem natürlich keinerlei Beachtung mehr schenken, denn das ist alles ganz normal und irritiert mich gar nicht, sind doch nur die Wechseljahre und der neue Lebensabschnitt. Ich habe viel zu viel Freude am Dasein und werde mich von solchen Pseudobeschwerden nicht beirren lassen.

Eigentlich nicht erwähnenswert oder maximal zu belächeln sind die verflixten Taubheitsgefühle/Ameisenlaufen/Kribbeln in den verschiedensten Körperregionen. Warum ich beim ersten Auftreten dieser Symptome zum Notarzt gerast bin, vermag ich heute nicht mehr nachzuvollziehen. Völlig unerklärlich ist mir, dass die beiden Ärzte im Krankenhaus plötzlich nervös wurden und alle möglichen Untersuchungen mit mir anstellten, bloß um einen Schlaganfall auszuschließen, was ja – dem Himmel sei Dank – auch nicht der Fall war. Ich habe danach noch vier weitere Ärzte mit dieser Problematik konfrontiert und nun sechs Meinungen.

Letztendlich war es wohl doch wieder nur mal Teil der sehr holperigen Strecke auf meinem Weg in den neuen Lebensabschnitt. Dennoch beunruhigen mich solche Gefühle immer wieder, da sie häufiger auftreten.

Lustig ist es bestimmt auch für andere, anzusehen, wenn ich an manchen Tagen die „Hab-acht-Stellung" einnehme. Was das ist? Ganz einfach: Ich wandle durch meinen Tag mit hochgezogenen Schultern, aufgerissenen Augen und angespanntem Bauch, weil mich mal wieder irgendein „Symptom“ völlig aus der Bahn wirft. Das geht mir bei jedem außergewöhnlichen Ziepen, Kneifen oder Stechen an irgendwelchen Körperstellen so. Könnte ja was Schlimmes sein! Also stehe ich immer „Gewehr-bei-Fuß“, weil ich ja eventuell jeden Moment den Krankenwagen rufen können muss. Durch diese angespannte Haltung treten natürlich ganz schnell Nackenverspannungen auf und die damit verbundenen Spannungskopfschmerzen, die mich dann immer ein paar Tage begleiten. Mittlerweile habe ich aber begriffen, dass jeden Tag etwas neues Schlimmes auftaucht. Es lohnt sich also gar nicht, sich den Kopf darüber zu zerbrechen, denn morgen ist es nicht mehr da und man muss sich eine neue Krankheit ausdenken, weil ein neues Symptom da ist. Ist ja nur der Übergang in einen neuen Lebensabschnitt.

Kein Problem ist auch, dass mein Magen andauernd spinnt. Meine Lieblingsspeisen wie Chili con Carne oder Indisch kann ich vergessen, denn das verzeiht mein Magen mir wochenlang nicht. Ganz zu schweigen von der anschließenden Verdauung, die dann völlig desolat ist!

Osteopathie und andere Peinlichkeiten

Apropos Verdauung: Früher war das ganz einfach, denn jeden Morgen nach dem Frühstück überfiel mich ein unbändiges Verlangen nach einer Toilette. Hingehen – Abführen – Saubermachen – und alles war gut. Der Tag konnte beginnen.

Das geht ja heute so gar nicht mehr. Die verlässliche Verdauung ist in meinem vorherigen Lebensabschnitt irgendwo auf der Strecke geblieben. Heute bin ich ja schon froh, wenn ich jeden zweiten Tag abführen kann. Oder aber ich führe jeden Tag drei Mal ab, weil ich aus unerfindlichen Gründen Durchfall habe. Auch gut, denn nach so einem Tag habe ich mindestens vier Tage Ruhe, was mich natürlich wieder völlig aus der Ruhe bringt.

Ich bin ein ständiger Gast bei einem Osteopathen, der mich immer wieder geradebiegen muss, wenn ich mal wieder rückentechnisch verbogen bin. Dieser spricht mich auf meine Verdauung an, fragt nach Häufigkeit und Beschaffenheit. Peinlich, aber da gehe ich jetzt durch und erzähle ihm mein Problem. Klar – ich bin im Bauch verklebt!! Ah ja! WAS?? Der Stuhlgang sollte jeden Tag ein Mal stattfinden und von der Konsistenz her so sein, dass man nur wenig Papier benötigt. Er darf riechen, aber nicht stinken!, erklärt mir dieser schlaue Mann. Ja! Ja, genau so war es auch in meinem vorherigen Lebensabschnitt. Was den Papierverbrauch angeht, na, den muss ich wohl verhältnismäßig umlegen auf die Tage, denn an manchen Tagen benötige ich sehr viel und an anderen Tagen eben sehr wenig. Tja, so wird ein Schuh daraus. Bloß nicht verrückt machen lassen. Es sind nur die Wechseljahre.

Neu und absolut nicht beunruhigend finde ich, dass mir neuerdings beim Lachen oder Husten ein wenig Urin abgeht. Kenne ich gar nicht, aber man kann ja dazulernen. Durch diese Tatsache finde ich mich neuerdings in Kaufhausabteilungen wieder, von denen ich früher nicht mal gewusst habe, dass es sie gibt. Ich bin mittlerweile bestens informiert über alle Produkte, die man gegen diese leichte Art von Inkontinenz verwenden kann. Immer der Sache die positive Seite abgewinnen!

Es regt mich auch nicht mehr auf, dass mein Blutdruck über Wochen meint, er müsste so tanzen, wie es ihm passt. Sch... auf den Schwindel, der sich dadurch an meine Fersen heftet und mich dann eine viel zu lange Weile begleitet.

Absolut ignorieren werde ich künftig meine PMS-Beschwerden, die eigentlich den ganzen Monat andauern, aber woher soll mein Körper denn auch wissen, wann meine Regel kommt, denn die macht ja auch, was sie will (21 bis 182 Zyklustage). Da ist es doch am besten, wenn man gleich die ganze Zeit über die PMS-Beschwerden hat, dann verpasst man wenigstens nix. Ist doch egal, dass ich ewig schlecht gelaunt bin, meinen Mann teilweise anfratze oder einfach depressiv in der Ecke hänge. Die Schmerzen im Unterleib, in den Brüsten oder im Rücken registriere ich doch gar nicht!

Warum sollte ich mir wohl Gedanken darüber machen, dass meine Wirbelsäule meint, sie müsste sich aus ihrer langjährig vertrauten „S“-Form in ein gerades Lineal verwandeln?

Ach, und noch was: Ich werde mich auf keinen Fall mehr dadurch beirren lassen, dass ich manchmal nächtelang nicht schlafen kann und dann morgens wie gerädert aufstehe. Die Falten im Gesicht, die dadurch auftreten, machen mich doch nur interessanter und attraktiver! Ich brauche wenigstens kein Geld für teures Kino ausgeben, denn ich habe ja das nächtliche „Kopfkino“ und das „Gedankenkarussell“, das mich wach hält. Ich muss der Sache nur die positive Seite abgewinnen!

Durch die Schlaflosigkeit entstehen natürlich persönliche Veränderungen, die sehr aufregend zu beobachten sind: Meine neu gewonnene Aggressivität lockert unseren Familienalltag schon sehr auf. Sicher wird bald der Tag kommen, an dem meine Familie mir gänzlich aus dem Weg gehen wird. Und eine weitere neue Eigenschaft konnte ich an mir beobachten: die Schreckhaftigkeit. Wenn ich zum Beispiel im Supermarkt stehe und damit beschäftigt bin, meine Konzentrationsstörungen bezüglich der Kaffeemarke zu ignorieren, weil ich mich gerade mit den Sehstörungen (dem lästigen Schleier vor den Augen) beschäftige, spricht mich meine Freundin von hinten an!!! „Bist du des Teufels Braut, wie kannst du mich so erschrecken?“, rufe ich, nachdem ich mich in meinem Einkaufswagen wieder aufrappele, in den ich vor Schreck gesprungen bin. Dem darauf folgenden sofort einsetzenden inneren Zittern oder Vibrieren in meinem Brustkorb und der Schwäche in den Beinen schenke ich natürlich absolut keine Beachtung, denn es sind nur die Wechseljahre.

Ein weiteres Symptom, dessen Ursache ich der Schlaflosigkeit in die Schuhe schiebe, ist die Antriebslosigkeit. Das sind die Phasen, in denen mich mein Haushalt immer mit traurigen Augen ansieht, weil er gerne erledigt werden möchte, ich aber absolut keine Energie in mir freimachen kann, um auch nur die leichtesten Übungen zu bewältigen.

Ärzte – Personen meines Vertrauens?

Längst habe ich es aufgegeben, mich mit all diesen nichtigen Beschwerden an irgendwelche Ärzte zu wenden. Es gibt auch schon keinen Arzt mehr in unserer Umgebung, der mich noch nicht kennt und von mir genervt wurde. Ebenso schmeißt mich meine Krankenkasse bestimmt demnächst raus, weil ich das gesamte Budget für mich verbraucht habe. Mein Körper bietet inzwischen keine Öffnung mehr, in die nicht mindestens ein Mal ein Schlauch oder Ähnliches geschoben wurde. Kein Körperteil ist noch nicht dem Röntgen, dem CT oder dem Ultraschall zum Opfer gefallen. Dem lieben Gott bin ich wahrlich dankbar, dass immer alles ohne Befund ablief. Lästige Nebenerscheinung solcher Ärzteodysseen ist natürlich, dass ich nun zumindest weiß, dass ich wohl psychisch voll einen „an der Marmel" habe, da mir das von mehr als einem Arzt suggeriert wurde. In mir ist im Laufe der Jahre der böse Eindruck erwacht, dass unsere liebe Ärzteschaft mit den Begleiterscheinungen der Wechseljahre vollends überfordert ist, denn sobald ich dieses Wort in den Mund genommen habe, kamen Aussprüche wie: „So ein Quatsch, Sie doch nicht, Sie (damals 45 Jahre) sind doch viel zu jung dafür! Wechseljahre machen doch nicht solche Symptome!" Doch im nächsten Moment stehe ich dann mit einer von demselben Arzt verordneten Packung synthetischer Hormone vor der Türe! Bitte??? Hat er denn vielleicht akustisch nicht wahrgenommen, dass ich Raucherin bin und vor den Nebenwirkungen Angst habe? Vielleicht habe ich aber auch nur mal wieder Chinesisch geredet, denn mich versteht, seit ich in den Wechseljahren bin, kaum noch jemand. Muss wohl normal sein, einfach nicht beachten, ist nur der neue Lebensabschnitt!

Aber nicht nur, dass ich die hiesigen Ärzte drei Mal in der Woche überfallen hätte, NEIN, ich bin im Internet auf die Suche nach Ärzten gegangen. In einem der von mir besuchten Foren fand ich einen Expertenrat, in dem ein Gynäkologe sich den Fragen der geplagten Damen stellte. Das war es! Hier hatten alle Damen „meine" Probleme und dieser nette Arzt dort beantwortete sie alle mit einer Engelsgeduld. Wo nimmt dieser Mann nur die Ruhe her? Bewundernswert! Es muss die Ruhe sein, die vor gefühlten 100 Jahren einmal in meinem Körper zu Hause war und mir seit geraumer Zeit abhanden gekommen ist.

Ich glaube, an meinen Nicknamen erinnert sich dieser Mann noch auf seinem Sterbebett – und bis dahin hat er noch einen langen Lebensweg vor sich! Ich könnte mir vorstellen, dass er schon die Augen verdrehte, wenn er allein nur einen Beitrag mit meinem Namen gesehen hat. Was habe ich ihn mit Fragen bombardiert! Ich darf gar nicht darüber nachdenken. Jedoch die Superlösung oder die Zauberpille hatte auch er nicht, obwohl er es immer wieder geschafft hat, mich wenigstens für einen Tag zu beruhigen. Danach stellte ich auch die Ferndiagnosen, Empfehlungen und Ratschläge dieses Arztes wieder in Frage.

Dieser gute Mann beschwichtigt die Damen immer mit der Vorstellung, dass man nun ein altes, vertrautes Zimmer verlässt, um in ein neues Zimmer zu gehen, vor dem frau keine Angst haben und diesem neuen Zimmer ohne Vorbehalte und Skepsis entgegensehen sollte.

Erstens bin ich so ein verdammter Gewohnheitsmensch, der äußerst ungern vertraute, geliebte Dinge aufgibt, und zweitens hasse ich Renovierungen oder Umzüge ganz besonders dann, wenn ich nicht weiß, wohin dieser Umzug geht und was mich erwartet. My home is my castle!

Wenn ich gewusst hätte, was alles in dem alten vertrauten Zimmer zurückbleiben musste und mir hier in diesem „Übergangsraum" schon fehlt, denn das neue Zimmer habe ich noch lange nicht erreicht, dann hätte ich sicher Vorsorge getroffen und einen großen Koffer mit alldem gepackt, was mir lieb und teuer war.

Ein schöner Gedanke, der leider so nicht zu realisieren war und ist, denn ein Zurück in das alte Zimmer gibt es nicht.

Don't worry, be happy – ist nur der Umzug in einen neuen Lebensabschnitt – wenn hier nur nicht der dunkle, lange Korridor wäre!

Ich sollte mich langsam mit der „Einrichtung" des neuen Zimmers befassen, denn ich habe vor, lange gesund und munter darin zu leben.

Kann ja wohl nur sehr schön werden – immer positiv denken –, denn der neue Lebensabschnitt wird schön – BASTA!

Einer meiner berühmten Motivationsschübe.

Die Wundertüte der Wechseljahrbeschwerden

Gerade noch in Hochstimmung, lese ich dann aber solche Sachen:

Beschwerden der Wechseljahre:
Körperliches Unwohlsein, Migräne, Kopfschmerzen, Gereiztheit, Depressionen, Stimmungslabilität sowie andere körperliche und psychische Beschwerden sind oftmals hormonell bedingt.

Gut zu wissen, dass es nur die Hormone sind, die mich vollends aus dem Gleichgewicht werfen und dass ich nur wegen des Ungleichgewichts meiner Hormone im negativen Sinne körperlich Achterbahn fahre mit mehr Loopings, als mir lieb sind.

Wechseljahrdepressionen oder Schilddrüsenleiden gehen oft mit schweren seelischen Krisen einher.

Na klasse! Wohl dem, der – wie ich – mit beiden Leiden gleichzeitig gesegnet ist. Immer wieder ein spannendes Lotteriespiel: Was ärgert mich gerade?

Damit Sie eine Vorstellung bekommen, wie schrecklich das Hormonschicksal sein kann, möchten wir Ihnen hier nur die Eliteauswahl der über 150 Möglichkeiten an Symptomen vorstellen.

Ach! NUR 150!!! Hoffentlich reicht das aus! Nicht, dass irgendwann Langeweile aufkommt, wenn alles einmal durchlitten ist. Ich glaube, ich bin schon bei der Wiederholung der Beschwerden.

Immerhin sollte man bedenken, dass die Wechseljahre bis zu 14 Jahre dauern können. Es ist nur ein Rechenexempel, wie lange dann jedes dieser (nur) 150 Elitesymptome dauern kann. Bloß nicht drüber nachdenken. Schnell alles ins Positive wenden, denn es ist nur der Übergang in einen neuen, sehr schönen Lebensabschnitt.

Dann folgt eine Liste dieser Elitesymptome, die ich mir an dieser Stelle erspare.

Und zu guter Letzt steht dort:

Nicht, dass man es sich aussuchen könnte, welches Leiden einem lieber wäre, nein, wir werden dazu noch von dem einen Symptom zum anderen geschickt. Der Variationsvielfalt sind hier keine Grenzen gesetzt.

Natürlich nicht! Wechseljahre sind ja schließlich kein „Wünsch dir was!"

Gut, wenn frau so eine Liste hat, dann braucht sie nur schnell nachzuschauen, unter welcher Rubrik ihr momentanes Befinden zu verbuchen ist.

Diese Liste macht doch wirklich Mut. Hat frau sie einmal „abgearbeitet", wirft sie so schnell wirklich nichts mehr aus der Bahn.

Östrogendominanz und Progesteronmangel

Ich werde nie verstehen, was es damit auf sich hat. Mich verwirrt es immer wieder vollkommen. Habe ich nun ein oder mehrere Symptome aus der Liste der Östrogendominanz und warum ist dann die Östrogendominanz dafür verantwortlich und nicht der Progesteronmangel? Denn wenn ich zu viel Östrogen habe, habe ich doch automatisch auch zu wenig Progesteron. Nach meinem Wissen folgt auf eine Östrogendominanz der Progesteronmangel. Wieso finde ich die Symptome der Östrogendominanz dann nicht in der Auflistung der Symptome des Progesteronmangels? Ein einziges Verwirrspiel. Um das zu durchschauen, muss man wohl doch Gynäkologe sein und nicht bloß einfach eine betroffene Frau.

Da es ja das Progesteron ist, welches sich in den ersten Jahren der Wechseljahre als Erstes verabschiedet und schon solch ein Chaos in den Körpern der Damen anrichtet, dann will ich mir gar nicht erst ausdenken, was passiert, wenn sich das Östrogen irgendwann mal entscheidet, seine Dominanz aufzugeben, um sich auch noch zu verabschieden.

Doch dem sehe ich ganz gelassen entgegen, denn nach nunmehr einigen Wechseljahren ist mein Körper schon geübt im Verabschieden von Hormonen. Kann also nicht mehr so bahnbrechend werden.

Sehstörungen

Um noch einmal auf die Sehstörungen zurückzukommen: Der neue Lebensabschnitt beschert mir, dass ich nun, was früher nicht möglich war, aus fünf Metern Entfernung ohne Brille besser fernsehen kann als mit.

Da bekommt das Wort „Fernsehen“ doch gleich eine ganz andere Bedeutung. Fernsehen ist auch ganz anders geworden, denn meine geliebten Krimis mussten den Gesundheitssendungen sowie den Heimat- und Heile-Welt-Filmen weichen, weil ich erkannt habe, dass ich dann besser schlafen kann. Habe ich da etwa schon irgendetwas angenommen?

Zaubermittel?

Keinerlei Bedeutung hat wohl auch, dass ich irgendwann zur Selbstmedikation übergegangen bin. Wer mich suchte, fand mich im Reformhaus, das mittlerweile wohl schon zur Hälfte mir gehört. Der Apotheker hat extra einen Zebrastreifen für mich angelegen lassen, damit mir beim Überqueren der Straße auch ja nichts passiert. Nett von ihm, oder? Wenn dem Apotheker oder dem Besitzer des Reformhauses mal etwas ausgehen sollte, dann kann er getrost zu mir kommen, denn ich habe ALLES! Dafür wurde eigens ein Schrank eingerichtet, damit all diese neu erworbenen Schätze, die natürlich alle ganz bestimmt gegen die Wechseljahrbeschwerden helfen, ihren Platz haben. Eingenommen werden diese Mittelchen fast durch die Bank weg nicht, denn ich habe Angst vor den Nebenwirkungen und staune dann einfach nur diese Medikamentenpackungen an. Ob das auch schon hilft?

Neulich im Reformhaus stand ich vor einem Regal mit vielen Mittelchen, die man einnehmen kann, um die Gedächtnisleistung wieder anzukurbeln. Als ich dann wild entschlossen die Flasche mit den zwei Herzen drauf zur Kasse tragen wollte, weil das ja das Wundermittel für mich ist, nahm mir meine 30-jährige Tochter die Flasche mit folgenden Worten aus der Hand: „Mum, das ist ein Mittel für Leute, die wirklich alt sind, und nicht für die, die nur alt sein wollen wie du!" Dieses verzogene Gör, woher weiß die, wie ich mich wirklich fühle?

Im Internet kann man sich hervorragend über alle Krankheiten und Symptome informieren! Wunderbar. Die schlimmste Krankheit, die ich dadurch bekommen habe, ist „Morbus Google“, also habe ich beschlossen, jetzt gesund zu sein, denn es sind doch nur die Wechseljahre! Muss ich nur noch meinem Unterbewusstsein klarmachen, aber das ist doch ein Klacks!

Sportliche Betätigungen

Nicht nur im Internet, sondern auch von nahezu allen Ärzten wird frau dann immer wieder gerne empfohlen, sich doch zu bewegen. Bewegung ist gegen Wechseljahrdepressionen sowie auch gegen die neuen Formen der Hüften und Taille sehr zu empfehlen. Prima Tipp! Also habe ich angefangen, nach der geeigneten Sportart für mich zu suchen.

Joggen, das war genau das Richtige für mich. Denkste! Nach 200 Metern war ich derart aus der Puste, dass ich nicht mal mehr annähernd gejoggt bin, sondern mehr gekrochen. Die Beharrlichkeit, es weiterhin zu probieren, habe ich auch gleich auf der Straße gelassen. Joggen wolte ich nicht mehr.

Mein Ergometer stand ja auch schon lange unbenutzt herum – also rauf da und los! Nach sieben Minuten bin ich immer absolut geschwächt und verschwitzt wieder abgestiegen. Es gab dann noch einige andere klägliche Versuche, mich körperlich zu betätigen, die mir alle nicht den gewünschten Erfolg brachten. Selbst dann nicht, wenn ich eine Sportart mal länger als eine Woche durchgehalten habe. Was ich allerdings beibehalten habe, ist das Fahrradfahren und das stramme Spazierengehen. Es tut gut und man erhält dadurch die täglich notwendige Dosis Frischluft. Außerdem habe ich erkannt, dass dies Zeiten sind, die mir ganz allein gehören, in denen ich mich ganz und gar mir selber widmen kann – eine positive Erkenntnis auf dem Weg in meinen neuen Lebensabschnitt.

Mammografie

Auch meine diffusen Ängste werde ich in Zukunft einfach spannend finden. Was macht es schon, wenn meine Frauenärztin einen Knoten in der Brust tastet und ich nur 18 Tage auf einen Mammografietermin warten muss? Ist doch klasse, in der Wartezeit kann man sich eingehend mit seinen Ängsten auseinandersetzen.

Wenn dann endlich dieser Termin gekommen ist, dann ist es für meinen Mann auch mal eine willkommene Abwechslung, wenn er seine schlotternde und heulende Frau zum Brustzentrum fahren kann und nicht immer in seinem verrauchten Büro sitzen muss.

Wenn ich dann SCHON nach vier Stunden Wartezeit drankomme, gehe ich fröhlich und gut gelaunt mit „quatschenden" Schuhen ins Behandlungszimmer, denn mein ganzer Angstschweiß ist inzwischen in die Schuhe gelaufen! Macht nix, sind nur die Wechseljahre und der neue Lebensabschnitt.

Das muss wohl so sein, denn in meinem vorherigen Lebensabschnitt hat man nicht meine ohnehin schon zu große Brust in eine Presse gelegt und sie auf 3 Zentimeter Höhe und 40 Zentimeter Länge gepresst!! Superschönes Gefühl, man muss es nur annehmen!

Auch die Angst, dass diese Presse meine Brust nicht wieder loslassen will und ich mit meinem Busen drin hängen bleibe, ist absolut normal! Die Vorstellung, dass in diesem Fall mindestens zwei wunderschöne, gut gebaute knackige Handwerker kommen müssen, um mich zu befreien, ist sehr erregend!

Wo ist meine Libido?

Positiv für meinen Mann ist natürlich auch, dass ich mich meistens schon nach drei Monaten wieder mal zum Sex bereit erkläre! Meine Libido ist nämlich auch in meinem vorherigen Lebensabschnitt hängen geblieben und irrt nun auf der Suche nach mir irgendwo im Nirwana herum. Die arme, was wäre ich glücklich, wenn sie mich endlich wiederfinden würde.

Mein Mann kennt keine sexuelle Unlust. Ich kannte sie auch nicht, bis ich in die Wechseljahre kam. Es gibt allerdings auch Zeiten – ich glaube, das sind völlig unkontrollierte Hormonschübe –, in denen sich mein Mann nicht vor mir retten kann, weil mich die Lust übermannt.

Ist doch jeden Abend wieder spannend! Ein gutes Mittel, das er gerne anwendet, ist eine romantische Atmosphäre und ein leckeres Glas Wein. Leider vergisst er dabei, dass ich mittlerweile eine absolute Alkoholunverträglichkeit entwickelt habe. Man soll der Sache ja immer etwas Positives abgewinnen: Ich kann immerhin noch rauchen, ohne mich gleich zu übergeben. Was für eine herrliche Zeit!

Sehr angenehm finde ich auch, dass mein Mann mich trotz alledem immer wieder sehr lieb mit folgenden Worten in den Arm nimmt: „Ach, meine kleine ‚Trümmerlotte‘, du schaffst das schon.“ Ist das nicht süß von ihm???

Die einschlägige Literatur

In der einschlägigen Literatur steht immer wieder geschrieben, dass ein Drittel der Frauen leichte Beschwerden, ein Drittel mittlere Beschwerden und nur ein Drittel schlimme Beschwerden in den Wechseljahren hat. Was bitte erweckt bloß in mir den Eindruck, dass das letzte Drittel sehr schwerlastig ist? Warum, wenn es nur so wenige Frauen betrifft, gibt es im Internet ganze Foren zu diesem Thema, die allesamt überbevölkert sind? Sprechen die Damen dort alle nur über das Wetter oder die neuesten Kochrezepte?

Zu guter Letzt: Wenn ich mich momentan aus meinem vorherigen Lebensabschnitt im Übergang in einen neuen Lebensabschnitt bewege – wie nennt man diesen Übergang? Ist es der Abschnitt zwischen Kuschelkissen und ewig Blutdruck messen müssen – so'n büschen dazwischen? (aus einem Lied von Ina Müller)

Es könnte alles so einfach sein – isses aber nicht!
(Fanta4)

Persönliches Resümee

Mir ist durchaus bewusst, dass beim Lesen des vorangegangen Textes sehr schnell der Eindruck entstehen könnte, dass die Schreiberin ihre Wechseljahrwehwehchen auf der leichten Schulter getragen haben könnte. Dieses ist bei Weitem nicht der Fall. Ganz im Gegenteil. Dieser Text ist in einer Phase entstanden, in der es mir ganz miserabel ging. Mir ist in dieser Zeit immer wieder durch den Kopf gegangen: Wenn das der Rest meines Lebens ist, na dann „Gute Nacht, Marie!". Als ich meinen Mann in diesen Tagen wieder anheulte und ihm meine Zipperlein darlegte, kam eben genau dieser Satz mit der ‚Trümmerlotte' von ihm. In diesem Moment ging mir ein Licht auf: Genau so muss man es sehen – mit einem lachenden Auge, mit Selbstironie und dem mir angeborenen Mutterwitz, der schon langsam den Ertrinkungstod zu sterben drohte. Plötzlich war mir binnen Minuten alles im Kopf und musste nur noch zu Papier gebracht werden.

Beim Schreiben merkte ich, dass meine Zipperlein ein wenig mehr Ruhe gaben und nicht mehr so sehr im Vordergrund standen, weil ich beim Entwerfen des Textes immer wieder lachen musste, was mir sehr guttat. Ich hatte mein „Ventil" zur Verarbeitung dieser immer wechselnden „Gebrechen" gefunden. Ich dachte nicht mehr über die Symptome selbst nach, sondern darüber, wie man sie lustig verpacken könnte. Das ist ein Riesenunterschied und die Symptome selbst verlieren ein großes Maß an Grauen und Schrecken.

Natürlich klappte das nicht immer, denn wer einmal an Angst- und Panikattacken gelitten hat, den wird die Angst vor der Angst immer begleiten. Die Bereitschaft, sich in eine solche Angst hineinzusteigern, ist nach wie vor vorhanden. Doch ich kann mittlerweile sehr gut damit umgehen und weiß, dass sie durch Missachtung an Intensität verliert. Um jedoch an diesen Punkt zu gelangen, braucht es eine gewisse Zeit. Das geht nicht von heute auf morgen, nein, das ist ein jahrelanger Prozess, in dem frau lernen muss, dass ihr bei einer Panikattacke nicht wirklich etwas passiert. Zu erkennen, dass ich einfach die Türen, hinter denen die größte Angst lauerte, öffnen musste, war nicht einfach für mich. Ich verfiel in eine Vermeidungshaltung wie nicht mehr allein einkaufen gehen, kaum in der Lage sein zu arbeiten etc. Meine Ängste betrafen immer die Gesundheit. Ich hatte täglich Angst, von einer schlimmen Krankheit befallen zu sein. Also musste ich die schlimmsten Wege gehen, nämlich immer die entsprechenden Ärzte aufzusuchen und die daraus resultierenden Untersuchungen über mich ergehen zu lassen. Die Untersuchungen selbst machten mir keine Angst. Es war und ist mehr die Diagnose, vor der ich Angst hatte und immer noch hin und wieder habe. Was sagt der Arzt? Was ist, wenn es doch etwas Schlimmes ist? Es war eine lange und aufwendige Ärzteodyssee und viele viele unangenehme Untersuchungen, die ich absolvierte. Niemals wurde etwas Gravierendes gefunden, wofür ich dem Herrn im Himmel mehr als nur dankbar bin.

Genau diese Odyssee hat mir aber geholfen. Meine Psyche hat sich dadurch erholt und beruhigt. Mein Unterbewusstsein muss das auch gemerkt haben und hat mich dann nicht mehr geärgert.

Wenn mir jemand vor sieben Jahren gesagt hätte, wie hart die Wechseljahre sein können, dann hätte ich mir gedanklich an die Stirn getippt und gedacht, dass mir das ganz sicher nicht passieren wird. Mir doch nicht, ich bin eine taffe, lebenslustige Frau, die sich bestimmt nicht mit solchem Blödsinn beschäftigen wird. Weit gefehlt! Es hat mich so unvermittelt getroffen, dass ich nicht mal auf die Wechseljahre gekommen bin. Aber nicht nur ich bin nicht draufgekommen, sondern auch die Ärzte waren damit überfordert und schickten mich sofort auf die „Psychoschiene!“ Im Nachhinein drüber nachgedacht, verblüfft es mich am meisten, wie leichtfertig manche Ärzte doch mit der Verschreibung von Beruhigungsmitteln und Antidepressiva sind. Es ist erschreckend. Durch sehr viel Lesen und Informationensammeln stieß ich irgendwann darauf, dass die Einnahme von Antidepressiva bei hormonell bedingten Depressionen völlig falsch ist. Ich will hier aber nicht medizinische Aspekte aufzählen, die ich nicht wirklich begründen kann. Diese Niederschrift soll nur erzählen, wie ich meine Wechseljahre erlebt habe und welche Eindrücke mich über die Jahre geprägt haben.

In den Wechseljahren habe ich ein großes Maß an Selbstdisziplin erlernen müssen, da es nicht leicht ist, jeden Tag sein Tagwerk zu verrichten, wenn man von allen möglichen Symptomen geplagt wird.

Allein das Einkaufengehen mit starken Schwindelattacken ist schwierig. Auch das ist eine der Türen gewesen, die ich immer wieder öffnen musste. Immer zu glauben, dass man im Laden umkippen wird, ist sehr belastend. Es ist auch heute noch so, dass immer ich den Einkaufswagen schiebe, weil es sich in mir manifestiert hat, dass ich etwas zum Festhalten brauche. Meine Familie kennt das schon und das wird wohl auch noch eine Weile so bleiben. Leider ist es immer noch so, dass mir plötzlich schwindelig wird, wenn ich mal nicht den Wagen schiebe. Schiebe ich ihn dann, geht es mir besser. Phobisch???

Angst- und Panikattacken kamen und kommen auch immer gerne in der Schlange an der Kasse. Natürlich hatte bzw. habe ich immer das Glück, dass eine lange Schlange an der Kasse war und ist. Ganz sicher gibt es auch immer eine Person in dieser Schlange, deren EC-Karte nicht funktioniert und dadurch der gesamte Betrieb noch mehr aufgehalten wird. Keiner merkt, wie in mir langsam die Hitze hochsteigt, das Herz zu klopfen anfängt, mein Kreislauf Karussell fährt, meine Beine wackelig werden und der Schwindel sich in den Vordergrund drängt. Auf einmal ist die Angst da, die Panik ergreift Besitz von mir! Es ist nicht nur ein Mal passiert, dass ich den vollen Einkaufswagen an die Seite geschoben habe und rausgelaufen bin. Nach circa zehn Minuten an der frischen Luft oder im Auto konnte ich wieder in den Laden gehen und ganz normal meine Einkäufe zahlen und nach Hause fahren. Doch auch das hat irgendwann wieder nachgelassen. Heute passiert mir das kaum noch, und wenn, dann in abgeschwächter Form. Entweder habe ich gelernt, damit umzugehen, oder aber diese Ängste haben einfach an Intensität verloren. Ich werde das nicht ergründen, sondern einfach nur genießen, dass es so ist.

Nicht nur der Supermarkt hat mir Angst gemacht, da gab es auch noch andere Dinge, die plötzlich schier unüberwindbar schienen wie zum Beispiel ein Konzertbesuch. Ohne darüber nachzudenken, schenkte ich meinem Mann zum Geburtstag zwei Karten für ein Konzert, das er schon lange besuchen wollte. Mein Mann hat im Mai Geburtstag und das Konzert fand im Oktober statt. Ich war frohen Mutes, dass ich bis dahin wieder auf dem

Dampfer sein würde und mit ihm zusammen das Konzert genießen könnte. Das sollte ein Irrtum sein. Ich dachte immer wieder darüber nach, ob es mir wohl gut gehen würde an diesem Tag. Je näher der Tag rückte, desto mieser ging es mir. Das konnte ich aber meinem Mann nicht sagen, denn dann hätte er den Besuch über den Haufen geschmissen, was ich auf keinen Fall wollte. Am Tag des Konzerts hatte ich alles: Herzrasen, Kreislaufbeschwerden, Schwindel, Kopfschmerzen und und und. Als wir im Konzertsaal angekommen waren, war ich froh darüber, Karten gebucht zu haben, die am Gang lagen, denn mitten in der Meute hätte ich es nicht ausgehalten. Ich muss immer meinen Fluchtweg offen halten. Kaum hatten wir unsere Plätze eingenommen, hielt ich Ausschau nach den Ausgängen. Dabei fiel mir auf, dass genau neben mir die Sanitäter ihren Standort eingenommen hatten. Genau das beruhigte mich ungemein und meine Gedanken waren: Wenn ich jetzt hier vom Stuhl falle, dann ist wenigstens sofort Hilfe da! Ich saß da und zitterte vor mich hin. Das Konzert begann – und – ich vergaß all meine Gebrechen, weil diese tolle Show auf der Bühne mich so in Beschlag nahm, dass ich keinen Gedanken mehr an meine Zipperlein verschwendete. Das fiel mir aber erst zu Hause auf. Es tat sehr gut, zu erkennen, dass mir nichts passiert, egal wohin ich gehe.

So war es mit vielen Situationen. Zum Beispiel auch, wenn unerwarteter Besuch kam. Mich überfiel dann sofort eine innere Unruhe und Nervosität. Ich fing regelrecht an, innerlich zu „fliegen“. Warum das so war, vermag ich nicht zu sagen. Oft habe ich mich bei dem Gedanken erwischt: Hoffentlich gehen die bald wieder! Auch bei liebenswerten Menschen dachte ich das hin und wieder. Mich überfiel dann eine innere Angespanntheit, sodass ich fast nicht in der Lage war, ruhig auf meinem Stuhl sitzen zu bleiben. Ich übernahm dann immer gerne die Bewirtung, damit ich in Bewegung bleiben konnte. Nach einer gewissen Zeit ließ mich diese Anspannung dann los und ich konnte sogar den Besuch genießen. Das kenne ich heute auch noch, doch, wie gesagt, nicht mehr in dieser starken Intensität, wobei es jedoch auch noch darauf ankommt, wer mich unerwartet besucht. Meine Freundin bringt mich heute nicht mehr aus der Ruhe. Niemand, der das nicht kennt, vermag sich auszumalen, mit welcher Anstrengung solche Situationen verbunden sind. Meinem Mann habe ich das folgendermaßen versucht zu erklären: Stell dir vor, du musst ein wildes Pferd im Zaum halten. Das kommt meiner Empfindung in solchen Momenten nahe.

Ärztliche Wartezimmer sind auch ein Ort gewesen, der mir sehr verhasst war. Ich habe mir immer Termine entweder gleich zu Beginn oder zum Ende der Sprechstunde geben lassen, um die Wartezeiten so gering wie möglich zu halten. Mir war es nicht möglich, in einem Wartezimmer länger als eine halbe Stunde zu sitzen. Dort gab es immer Menschen, die sich über ihre schlimmen Krankheiten und den damit verbundenen Erfahrungen unterhielten. Das löste in mir sofort Unruhe und Angst aus. Ich fing an, auf dem Stuhl „herumzuhibbeln", und bin auch sogar gegangen, wenn ich es nicht mehr aushalten konnte.

Solche Momente und Situationen könnte ich hier noch unendlich weiter aufzählen, doch ich denke, dass die

Frauen, die sich auch in den Wechseljahren befinden, verstehen, was ich meine.

Diese Jahre waren nicht nur schlecht, nein, ganz gewiss nicht. Ich habe auch viel gelernt in dieser Zeit. Das Wichtigste davon ist die Gelassenheit, die ich heute habe. Zwar nicht in allen Dingen, doch aber immer wieder. Meine Prioritäten haben sich auch ein wenig verlagert, denn ich schaffe es immer wieder, MICH an die erste Stelle meines Lebens zu stellen.

Auch die innere Ruhe kehrt schrittweise zu mir zurück, in sehr, sehr kleinen Schritten zwar, aber die ruhigen Intervalle werden länger. Diese Tatsache allein macht mich zuversichtlich, dass ich irgendwann wieder in meinem Körper zu Hause sein werde.